AF465738

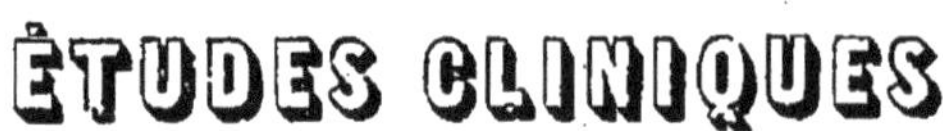

ÉTUDES CLINIQUES

SUR

L'HYDROTHÉRAPIE

PAR

LE DOCTEUR L. ALLAIN

MÉDECIN DE L'ÉTABLISSEMENT HYDROTHÉRAPIQUE D'ANGERS

ANNÉE 1856.

ANGERS

IMPRIMERIE & LIBRAIRIE DE JULIEN LECERF

PLACE SAINT-MARTIN, 1.

1857.

ÉTUDES CLINIQUES

SUR

L'HYDROTHÉRAPIE

PAR

LE DOCTEUR L. ALLAIN

MÉDECIN DE L'ÉTABLISSEMENT HYDROTHÉRAPIQUE D'ANGERS

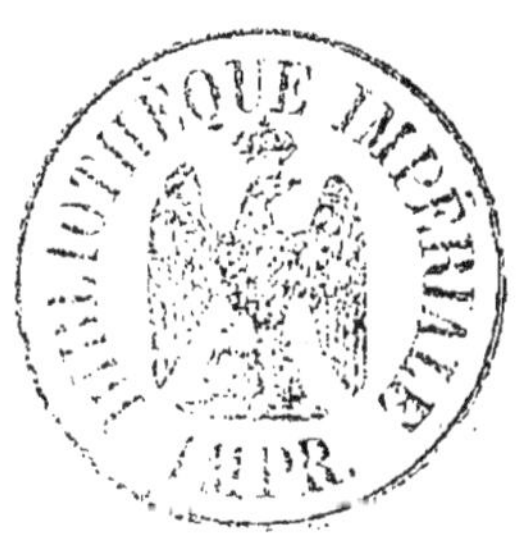

ANNÉE 1856.

ANGERS

IMPRIMERIE & LIBRAIRIE DE JULIEN LECERF

PLACE SAINT-MARTIN, 1.

1857.

A M. LE DOCTEUR GILÉE

Médecin de l'Établissement Hydrothérapique de Nantes.

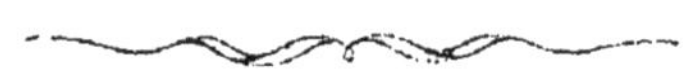

Mon bon ami,

Vous m'avez témoigné un intérêt et une affection sincères; vous avez dirigé mes premiers pas dans l'exercice de la médecine; vos sages conseils et vos bons avis ne m'ont jamais fait défaut: vous offrir mes premiers travaux était pour moi un devoir et un besoin du cœur.

L. ALLAIN.

ÉTUDES CLINIQUES

SUR

L'HYDROTHÉRAPIE.

Le but que nous nous proposons dans cette brochure est de relater consciencieusement les résultats thérapeutiques que nous avons obtenus depuis bientôt un an, en publiant nos observations cliniques.

Cependant, qu'il nous soit permis tout d'abord de répondre à quelques questions qui nous sont posées journellement par les malades quand ils viennent réclamer nos soins :

Croyez-vous que je pourrai supporter ce traitement? Cette question ne nous surprend nullement, car l'hydrothérapie est encore, pour les gens du monde et même pour quelques praticiens qui ne l'ont pas étudiée, un objet d'épouvante : Comment comprendre en effet que l'on fasse passer un pauvre patient de l'étuve sèche, où la température est quelquefois portée jusqu'à 65°, sous une douche froide à 10° environ, et cela sans lui donner une *bronchite* ou une *fluxion de poitrine!* Eh bien, nous le déclarons hautement, la médication par l'eau froide, entre des mains intelligentes, appliquée d'une manière scientifique, rationnelle et avec les ménagements que comporte la sensibilité de chacun, peut être supportée par tous les malades, sans exception : presque toujours, après quelques séances, la douche est prise par les uns sans répugnance; par les autres avec plaisir.

Pour comprendre pourquoi l'hydrothérapie n'est ni aussi pénible à supporter qu'on se le figure généralement, ni en aucune façon dangereuse entre des mains expérimentées, il faut savoir quelle est l'action physiologique des applications extérieures d'eau froide qui sont la base de cette médication :

L'eau froide, appliquée extérieurement, a deux modes d'action bien distincts, deux effets entièrement opposés : l'un qui est à la fois sédatif et antiphlogistique, ne comporte guère que des applications locales dont la durée est généralement longue; l'autre est un effet excitant : ce n'est que de ce dernier que nous nous occuperons ici.

Dans toute application extérieure d'eau froide, où il veut produire un effet excitant, le médecin doit avoir en vue la réaction. Qu'est-ce donc que la réaction? M. le docteur L. Fleury l'a très bien décrite en ces termes :

« Lorsque la température du corps n'ayant pas été
» préalablement élevée, on se place sous une douche

» froide, on éprouve, au contact de l'eau, une sen-
» sation de froid plus ou moins vive, accompagnée
» d'horripilation, de chair de poule, de pâleur du
» tégument externe et d'une sensation de suffocation.
» Au bout d'un temps qui, suivant les conditions
» d'âge, de tempérament, de constitution, d'idiosyn-
» crasie, de maladie, dans lesquelles est placé le su-
» jet, oscille entre 5 et 40 secondes environ, tous ces
» phénomènes disparaissent et sont remplacés par
» une sensation de chaleur : la peau rougit, la res-
» piration devient large, facile, et si alors on arrête
» la douche au bout d'une durée totale qui, suivant
» les circonstances énumérées plus haut, oscille entre
» 30 secondes et 3 ou 4 minutes, ce mouvement de
» réaction se continue, la température animale s'élève
» au-dessus de son chiffre primitif, la circulation
» capillaire périphérique devient très active, toutes
» les fonctions s'accomplissent avec plus de facilité,
» d'énergie, et l'on ressent un bien-être, une force,
» une liberté de mouvement, une agilité, une sou-
» plesse extrêmement remarquables. (M. Fleury,
» traité d'hydrothérapie, page 153.) »

Plus loin le même auteur décrit les effets physiologiques de l'eau froide avec tant de netteté et d'exactitude que nous n'avons cru pouvoir mieux faire que de le citer encore :

« La température animale, abaissée d'environ 2°
» par la douche, revient rapidement à son chiffre
» physiologique et le dépasse de quelques 10es de
» degré, au maximum d'un degré tout entier ; le
» pouls s'accélère de deux à trois pulsations, la peau

» se colore plus ou moins et présente, dans toute son » étendue, quand la réaction est énergique, un rouge » vif; elle est le siége d'une sensation de chaleur » très prononcée, de telle sorte que si la douche est » bien administrée, en rapport avec la puissance de » réaction du sujet, jamais l'application froide n'est » suivie de chair de poule, de frissons, d'une sensa- » tion de froid : les sujets n'ont pour s'essuyer que du » linge froid; ils sont exposés à une température peu » élevée, à l'air extérieur, à des courants d'air, et » ils n'éprouvent aucune des sensations pénibles que, » malgré la réunion des circonstances opposées et » toutes les précautions imaginables, on ressent con- » stamment au sortir d'un bain chaud : la respiration » est large, facile, l'individu se sent fort, dispos, » agile, et la sensation de faim ne tarde pas à se faire » sentir. »

La réaction est donc un mouvement vital qui se développe dans l'organisme, sous l'influence du contact et de la force de projection de l'eau froide, mouvement vital qui a un effet direct, immédiat sur le système nerveux et sur la circulation capillaire.

Doit-on commencer les applications d'eau froide par les douches? Combien de temps doit durer la douche? Quelle doit en être la force et la forme? Doit-elle être ou non précédée d'une sudation? A quel degré doit s'élever la température de l'étuve sèche? Combien de temps le malade doit-il y rester? On comprend sans peine que ce sont là autant de questions qui ne peuvent être résolues par le médecin que lorsqu'il se trouve en face d'un malade, car il existe une foule d'accidents morbides, de circonstances individuelles, qui modifient le mode d'application de l'hydrothérapie.

Combien de temps durera le traitement? Cette question toujours posée par les malades, laisse déjà percer leur impatience : ils voudraient être guéris même avant d'avoir été soignés, et le plus ordinairement ils s'adressent à l'hydrothérapie alors que toutes les ressources de la médecine ont été épuisées, alors souvent, qu'en désespoir de guérison, ils ont essayé de l'homœopathie et d'une foule de *remèdes* de guérisseurs improvisés.

A cette question cependant le médecin ne saurait répondre d'une manière absolue, car il se trouve d'ordinaire en présence d'affections chroniques d'une longue durée : s'il est arrivé que des douleurs rhumatismales, des névralgies, des fièvres intermittentes aient été guéries en quelques séances par l'hydrothérapie, cela tient à ce que ces affections étaient de date récente et qu'elles n'avaient point pris élection de domicile depuis longtemps dans la constitution. Aussi, alors même que la guérison est probable, le traitement doit être d'autant plus long que la maladie est plus ancienne : l'hydrothérapie ne fait pas de miracles, elle n'a pas qualité pour cela : elle guérit, mais en général, il lui faut du temps, il faut surtout, de la part du malade, patience et soumission ; de la part du médecin, direction intelligente et raisonnée du traitement.

Le malade peut-il, sans inconvénients, suspendre le traitement pendant quelques semaines ou quelques mois? A cela nous répondrons d'une manière absolue : tout traitement hydrothérapique doit être continué sans interruption jusqu'à la guérison complète: dans le cas où l'on ne saurait obtenir qu'une guérison incomplète, le traitement ne doit être suspendu que lorsque l'hydrothérapie a produit tout ce qui était en son pouvoir; les traitements antérieurs sont en pure perte pour le malade, et il faut souvent plus de temps pour guérir une affection déjà traitée par l'hydrothérapie, que si cette affection n'avait jamais été soumise à cette médication.

Les principales maladies qui se sont offertes à notre observation sont : des rhumatismes musculaires et articulaires chroniques, avec ou sans complication ; des névralgies, des névroses, des névropathies, diverses affections de l'utérus.

Nous allons rapporter les faits que nous avons observés.

OBSERVATIONS CLINIQUES.

OBSERVATION I.

Monsieur X., 34 ans, d'une bonne constitution, né de parents qui ont été atteints de douleurs rhumatismales, fit, il y a vingt-cinq ans, une chute sur le genou droit: cet accident qui détermina de la douleur et du gonflement dans l'articulation, disparut par le repos et un traitement antiphlogistique. Depuis lors, M. X. n'a jamais eu dans la jambe droite la même force que dans la gauche. A différentes reprises et sans cause appréciable, le genou devint douloureux ; depuis quelques années, la flexion complète de la jambe sur la cuisse est impossible, aussi le malade ne peut-il *s'accroupir*; pendant la marche des craquements se font entendre dans l'articulation fémoro-tibiale: la pression est douloureuse dans certains points.

Le 1er janvier 1856, à la suite d'un faux mouvement, le malade s'appuyant sur la jambe droite, il ressentit une vive douleur dans le genou droit. Appelé près de M. X., je le trouvai dans l'état suivant: le genou droit est le siége d'une chaleur et d'une tuméfaction assez considérables; la mensuration pratiquée à la partie moyenne de l'articulation donne une différence de volume de 3 centimètres d'avec le genou gauche, de chaque côté du ligament rotulien existe une tumeur formée par l'accumulation d'un liquide dans la cavité articulaire: Si l'on déprime la tumeur liquide du côté droit, on trouve, dans l'articulation, une petite tumeur solide, qui roule sous le doigt et qui probablement n'est autre chose qu'un repli de la synoviale indurée: les moindres mouvements déterminent des élancements dans le genou: la cuisse, du même côté, présente cinq centimètres de diminution; le mollet deux centimètres et demi.

Le traitement a consisté dans un repos absolu, dans l'emploi des vésicatoires volants, pansés avec l'onguent mercuriel, enfin dans l'application d'un spica de sparadrap de Vigo; en dernier lieu, je conseille une genouillère en tissu caoutchouté.

1er mars. — L'état inflammatoire a disparu; le genou n'est que de deux centimètres plus volumineux que celui du côté opposé; la jambe et la cuisse conservent les proportions que nous avons données plus haut : la faiblesse du membre est toujours très grande et détermine la claudication : lorsque le malade s'appuie complètement sur la jambe droite, il éprouve de la douleur : les craquements intra-articulaires persistent; la flexion complète de la jambe sur la cuisse est toujours impossible.

Le traitement hydrothérapique est commencé le 1er avril. — Deux séances par jour; le matin, sudation en étuve sèche, suivie d'une douche générale en pluie, et d'une douche locale en jet; le soir, douche générale, et douche locale sur l'articulation malade. Les premières douches ont été assez pénibles, mais après la 3e ou 4e séance, elles sont très bien supportées.

15 avril. — La douleur intra-articulaire a disparu ; la claudication est moindre, les craquements ont diminué.

1er mai. — M. X. ne boite plus : il existe encore un peu de faiblesse dans l'articulation : la cuisse n'offre plus que trois centimètres d'atrophie, le mollet un centimètre et demi ; le genou droit est plus volumineux que le genou gauche d'un centimètre.

1er juin. — Les craquements ne se font plus entendre pendant la marche ; le malade a fait deux lieues à pied sans ressentir la moindre douleur ; l'articulation n'est plus sensible à la pression, l'épanchement intra-articulaire a complètement disparu : le volume de la cuisse et de la jambe augmente de plus en plus.

1er juillet. — La guérison ne laisse plus rien à désirer ; M. X. peut fléchir complètement la jambe sur la cuisse, ce qu'il n'avait pu faire depuis plus de trois ans ; il marche, saute, sans éprouver la moindre gêne ni la moindre douleur : le traitement est arrêté.

Aujourd'hui, *1er janvier 1857*, M. X. a chassé souvent et plusieurs jours de suite sans éprouver la moindre souffrance, ni la moindre lassitude dans l'articulation femoro-tibiale droite.

Quel était le but que nous nous proposions d'atteindre par l'hydrothérapie ? Nous voulions faire disparaître les différents produits morbides déposés dans l'articulation et cela au moyen de l'absorption : les sudations, en déterminant une transpiration cutanée abondante, les douches froides, en excitant la circulation capillaire, en modifiant la composition du sang, devaient nécessairement imprimer à l'absorption une grande activité ; d'un autre côté, en raison de l'effet excitant, tonique de l'eau froide, les muscles atrophiés, affaiblis par le repos, reprenaient peu à peu leur force de contractilité et le membre tendait chaque jour à regagner son volume primitif.

Notons, en passant, que beaucoup de personnes se figurent, qu'après la sudation, la douche froide doit être bien plus pénible que lorsqu'elle n'a pas été précédée de l'étuve sèche. Il suffit d'y réfléchir un instant pour voir que cette opinion n'est pas fondée; que se passe-t-il en effet? L'étuve sèche élève la température du corps d'un ou deux degrés, trois degrés au plus; le premier effet de l'eau froide est donc de débarrasser l'économie de cette température anormale; jusqu'à ce que la température du corps soit ramenée à son état physiologique, ce qui du reste arrive très rapidement, il n'y a pas de sensation de froid; ce n'est que lorsqu'on arrive au degré de température normale que la sensation de froid se produit, mais elle est alors la même que s'il n'y avait pas eu de sudation avant la douche : l'expérience du reste confirme en tout point ce que nous avançons.

OBSERVATION II.

Courvoisier, 36 ans, d'une constitution affaiblie, d'une maigreur squelettique, a été militaire; depuis il a servi dans plusieurs maisons, en qualité de domestique. Lorsqu'il était sous les drapeaux il contracta une fièvre intermittente d'abord tierce, puis quarte, qui dura quinze mois. Il y a neuf ans, il éprouva, pour la première fois, une douleur dans le bras et l'épaule du côté gauche. Cette douleur, qui avait tous les caractères du rhumatisme, fut traitée avec succès par les vésicatoires. Deux ans plus tard, une seconde attaque se montra dans le genou gauche; le même traitement lui fut opposé : le malade se rétablit, mais plus lentement. Depuis lors il éprouva des douleurs rhumatismales erratiques, tantôt dans un point, tantôt dans un autre. Il y a cinq mois l'affection s'est de nouveau localisée : elle siége dans les deux genoux et se complique d'épanchement. Six vésicatoires ont été appliqués sans succès; des bains de vapeur ont également été essayés sans plus de réussite. Courvoisier, qui a dépensé en traitements ses petites épargnes, s'adresse à nous le 20 juin 1856 : nous le faisons admettre à l'établissement.

État actuel. — *20 juin 1856.* — Amaigrissement considérable, pâleur des téguments, teint blafard, faiblesse musculaire excessive; les genoux sont douloureux, ils sont le siége d'un épanchement considérable d'autant plus apparent que les jambes et les cuisses sont très amaigries; l'épanchement est surtout remarquable de chaque côté du ligament rotulien où il soulève la peau et forme deux tumeurs ovoïdes : il n'existe ni rougeur, ni chaleur. La flexion des jambes sur les cuisses est très limitée; de plus, les articulations tibio-tarsiennes sont douloureuses et œdématiées. La marche est très pénible : Courvoisier est obligé, pour se rendre à l'établissement, de s'appuyer sur un bâton et de se reposer plusieurs fois en route.

Deux mois de traitement ont suffi pour faire disparaître toute trace de l'affection rhumatismale, la santé générale est devenue excellente. Courvoisier qui, en sortant de l'établissement, s'est placé en qualité de valet de chambre chez une des premières familles d'Angers, a fait de longues courses à pied et à cheval, sans ressentir la moindre douleur. Aujourd'hui, cinq mois se sont écoulés depuis la fin du traitement; la guérison ne s'est pas démentie.

OBSERVATION III.

M. *** nous est amené par un de nos confrères les plus distingués d'Angers; ce malade est atteint d'une affection du genou, sur le diagnostique de laquelle nous ne sommes pas en mesure de nous prononcer, d'autant mieux que les plus éminents chirurgiens de la capitale ont été très réservés à cet égard. M. ***, dont le départ pour Barèges est décidé au moment où il est admis à l'établissement, n'a qu'une quinzaine de ours à nous donner; aussi, n'est-ce qu'à titre d'essai qu'il commence le traitement : en nous quittant pour se rendre à Barèges où il est attendu, ce malade nous assure qu'il éprouve un peu d'amélioration. Nous sommes moins enthousiaste de l'hydrothérapie ; nous pensons que c'est le désir d'être soulagé qui a fait croire à M. *** à l'existence d'un soulagement réel : quelques séances hydrothérapiques n'ont pu, suivant nous, amener une amélioration notable dans l'affection dont il s'agit : nous quittons M. *** le 4 juin, en lui souhaitant bien sincèrement que les eaux sulfureuses, dont il va essayer les effets, lui procurent une guérison complète.

OBSERVATION IV.

M.*** chasseur intrépide, d'une constitution athlétique, fit, il y a un an environ, une chute de cheval à la suite de laquelle il ressentit une douleur violente dans la région lombaire du côté gauche; cette douleur qui est continue est exaspérée par la marche et surtout par l'usage du cheval auquel M. *** est forcé de renoncer : il n'existe dans la région lombaire aucune déformation, aucune tumeur que l'on puisse rattacher à cette chute : la douleur siége dans les muscles de la gouttière vertébrale du côté gauche et s'irradie dans la hanche et dans la fesse du même côté.

Le traitement hydrothérapique est suivi pendant un mois : la douleur a complètement disparu : M. *** a fait depuis de longues marches, de longues courses à cheval et la guérison ne s'est pas démentie.

OBSERVATION V.

M. *** est atteint d'une arthrite rhumatismale chronique du genou compliquée d'hydarthrose. Cette affection, dont l'origine est ancienne, revint, à différentes reprises à l'état subaigu. Aujourd'hui, le malade ne souffre pas, lorsqu'il est au repos, mais la marche augmente le gonflement et détermine des élancements. Il n'existe ni rougeur, ni chaleur.

En admettant M. *** à l'établissement, nous l'engageons fortement à ne pas faire usage de son membre, sous peine de voir son état s'aggraver : M.*** ne tient aucun compte de nos recommandations ; il se rend à pied à l'établissement, le mal augmente et le traitement est suspendu après avoir été suivi pendant trois jours.

De plus M.***, qui depuis dix ou douze ans est atteint d'une bronchite chronique attribue à l'hydrothérapie une recrudescence de cette affection.

Cette incrimination ne nous surprend nullement, car la plupart des malades mettent sur le compte du traitement ou du médecin les accidents qui ne sont que la conséqueuce de leur maladie, ou le plus souvent le résultat de leur négligence à suivre les conseils qui leur sont donnés : Pour nous qui n'avons jamais vu de maladie inflammatoire se déclarer sous l'influence d'un traitement hydrothérapique bien dirigé, qui même en raison de la révulsion transpositive exercée sur une grande surface par l'eau froide, avons souvent guéri au début des Angines, Coryzas, bronchites légères, nous pensons qu'il est bien plus rationnel d'attribuer cette recrudescence de l'affection pulmonaire aux mauvaises habitudes qu'avait prises ce malade de sortir à deux ou trois heures du matin d'un lieu fortement chauffé pour passer dans une température froide : l'impression subite de l'air froid est en effet une des causes déterminantes le plus généralement admises des maladies aiguës.

OBSERVATION VI.

Mme... 22 ans, d'une bonne constitution, fut pendant l'hiver de 1856 atteinte d'un rhumatisme articulaire aigu généralisé, sans complication appréciable du côté du cœur : les saignées, l'azotate de potasse, la teinture de colchique à haute dose, firent disparaitre l'état inflammatoire : Le 15 mai, Mme... est dans l'état suivant : au repos, la malade ne souffre pas, mais les mouvements déterminent des douleurs dans les articulations : le gonflement et la raideur articulaires persistent, surtout dans les membres. La faiblesse est extrême, il existe une constipation opiniâtre.

Mme..., qui se traîne avec peine jusqu'à l'établissement, est forcée, pendant la route, de faire cinq ou six haltes : le traitement est commencé le 16 mai : malgré la faiblesse excessive où se trouve Mme..., nous débutons immédiatement par les douches froides générales et locales ; après la troisième séance, elles sont parfaitement supportées. De temps en temps, un bain d'étuve sèche, dont la température est rapidement portée à 60 degrés et dans lequel la malade séjourne peu de temps.

1er juin, une amélioration très sensible est obtenue, Mme... se sent beaucoup plus forte, l'appétit est excellent ; quelques bains de siége à eau courante accompagnés d'injections rectales ont fait disparaître la constipation. 15 juin, les douleurs ont cessé complètement ; le gonflement articulaire est à peine appréciable.

Depuis l'invasion de l'affection rhumatismale, Mme... n'a pas été réglée ; aucun symptôme d'aménorrhée ne peut faire croire à un retard : Mme... pense qu'elle est enceinte ; cependant il n'existe aucun signe probable de grossesse. Le traitement est à peine commencé depuis 15 jours, que Mme... se plaint de céphalalgie, de coliques, &, une forte douche est promenée sur les extremités inférieures. Une demi-heure après l'écoulement menstruel apparaît !

1er juillet, Mme... n'éprouve plus la moindre douleur ; les articulations sont parfaitement souples, la malade a fait deux lieues à pied sans ressentir la moindre fatigue. L'embonpoint, la fraîcheur sont revenus ; Mme... quitte l'établissement dans un état de santé fort satisfaisant. Pour consolider sa guérison, elle va passer deux mois à la campagne.

Beaucoup de gens du monde et même de médecins pensent qu'il est imprudent de faire suivre le traitement hydrothérapique aux femmes pendant l'époque menstruelle : Bien loin qu'il y ait pour nous le moindre danger à en agir ainsi, nous avons pu constater les bons effets de l'hydrothérapie, qui, suivant le *Modus faciendi*, nous a presque toujours permis de régulariser l'écoulement menstruel, soit que cet écoulement ait été insuffisant ou exagéré : De plus nous avons observé que, chez les femmes dont la menstruation est difficile ou douloureuse, les douches froides convenablement administrées, ont toujours diminué ou fait cesser complètement les douleurs et facilitées l'apparition des règles.

OBSERVATION VII.

M.*** a été atteint plusieurs fois d'un rhumatisme articulaire aigu, à la suite duquel les articulations sont restées gonflées et douloureuses. Il existe une grande raideur articulaire surtout dans la colonne vertébrale que M.*** ne peut fléchir ; *c'est*, suivant son expression, *comme s'il avait une barre de fer passée à travers l'épine dorsale.* Il en résulte que ce malade se meut tout d'une pièce, et qu'il ne peut se baisser ; les genoux sont également raides et douloureux : rien d'appréciable du côté du cœur.

M.*** est soumis au traitement pendant un mois ; l'amélioration est assez notable au bout de ce temps, pour que ce malade, qui cependant n'est pas complètement guéri, puisse reprendre ses travaux. La flexion du corps en avant est encore très incomplète ; les genoux ne sont plus raides ni douloureux.

Nous regrettons que les exigences de sa profession aient forcé M.*** à suspendre le traitement, car nous sommes persuadé que, s'il eût continué pendant encore un mois ou deux, la guérison eût été radicale.

Lorsqu'un rhumatisme musculaire chronique existe depuis longtemps, il finit par amener dans les muscles des désordres qui ont été parfaitement décrits par Ferrus : « Ces faisceaux musculeux s'atrophient

» s'amaigrissent et quelquefois se rétractent. Delà ces » difformités qui surviennent dans les membres des » malades en proie depuis longues années à des dou- » leurs rhumatismales, difformités ou contractures qui » leur ont fait donner le nom de *Per lus*. Il se fait aussi » dans les aréoles celluleuses qui entourent les fibres » musculaires des dépôts d'une sécrétion gélatinifor- » me, jaunâtre, diaphane, analogue à de la gelée de » viande assez consistante.» (*Ferrus.* — ***Dict. de Méd.*** *p. 578.*)

Le malade dont nous allons parler va nous présenter en partie, les lésions que nous venons de mentionner.

OBSERVATION VIII.

M.***, d'un tempérament nerveux très prononcé, d'une maigreur excessive, a eu plusieurs atteintes de rhumatismes musculaire et articulaire : ces rhumatismes passés à l'état chronique ont déformé les articulations et déterminé l'atrophie des faisceaux musculaires surtout aux jambes.

D'après l'examen auquel nous nous sommes livré, nous pensons que cette atrophie musculaire ne dépend ni d'une altération des centres nerveux, ni d'une lésion du système circulatoire. Nous en rapportons uniquement la cause au rhumatisme chronique; la contractilité musculaire est de beaucoup diminuée, il en résulte que la flexion et l'extension des pieds sont très incomplètes, ce qui donne à la marche un caractère particulier. Les pieds semblent lancés à l'aventure avant d'arriver au sol, aussi la progression est mal assurée, et M.*** est obligé de se soutenir sur une canne.

M.*** éprouve en outre quelques troubles digestifs, et une faiblesse musculaire très grande.

Différents traitements ont été essayés sans succès : l'électricité entre les mains expérimentées de M. Duchêne de Boulogne, n'a produit aucun résultat satisfaisant.

M.*** est forcé de quitter Angers quinze jours après avoir commencé le traitement. Il se sent plus fort, les digestions sont meilleures, il nous promet de suivre, à son retour, un traitement complet.

OBSERVATION IX.

M.***, 56 ans, d'une constitution robuste, d'une vigueur athlétique, d'une excellente santé, eut pendant sa jeunesse une vie active. Quelquefois, à la suite de violents efforts musculaires, M.*** ressentit de vives douleurs dans la région lombaire. Depuis vingt ans, le genre de vie de ce malade a complètement changé; il passe la plus grande partie de sa journée assis dans un bureau, dont la température est, en hiver, assez élevée. Ce changement d'existence lui a valu de fréquentes attaques de rhumatisme, déterminées probablement par le passage subit d'un air chaud dans une température froide.

Depuis trois ans l'affection rhumatismale s'est localisée dans l'épaule gauche où elle semble avoir pris élection de domicile, ce qui n'empêche pas M.*** de ressentir de temps en temps des douleurs assez violentes dans la région lombaire. L'affection de l'épaule eut, paraît-il, son siége primitif dans e deltoïde, et fut traitée par une foule de moyens tels que vésicatoires, ventouses scarifiées, liniments de différentes espèces, &, &, le tout sans succès.

État actuel. L'examen ne fait découvrir aucune déformation de l'épaule; le malade éprouve dans cette région des douleurs intermittentes, surtout la nuit. Au repos, M.*** ne souffre pas, excepté, toutefois, lorsque le bras est resté longtemps pendant le long du corps. Les mouvements bornés ne déterminent pas de douleur, mais au-delà d'une certaine limite qui devient chaque jour plus restreinte, le malade éprouve de vives souffrances. Lorsqu'on essaye d'éloigner le bras du tronc et d'élever le coude, ce qui est très difficile en raison de la résistance musculaire du sujet pour lequel ces mouvements sont très douloureux, on perçoit par l'oreille et par le tact, un bruit de frottement, de craquement qui se passe à l'intérieur ou à l'extérieur de l'articulation scapulo-humérale : ces craquements indiquent manifestement qu'il existe un état morbide, intra ou extra articulaire. Si, l'omoplate étant fixée, l'avant bras fléchi sur le bras, on exécute avec la paume de la main une propulsion subite de bas en haut; on ne détermine pas de douleur. Nous diagnostiquons une arthrite rhumatismale subaiguë, qui en raison de ses progrès incessants, doit, si elle n'est pas guérie, conduire le malade à une ankylose.

Le traitement hydrothérapique est commencé le 25 septembre. Aussitôt que la douleur aura disparu, nous associerons au traitement les mouvements gradués artificiels.

25 décembre. Le malade exécute les mouvements ordinaires sans la moindre douleur : on peut également, sans le faire souffrir, élever le coude au-dessus du niveau de l'épaule; l'élévation complète du bras ne peut être obtenue sans douleur Lorsqu'on fait exécuter au membre des mouvements artificiels, l'omoplate étant fixée, on perçoit encore pendant quelques instants un léger craquement.

Ainsi, pour nous, la guérison n'est pas encore complète, M.***, qui peut sans souffrir faire les mouvements nécessaires pour les actes habituels de la vie, nous assure qu'il est parfaitement satisfait de son état. Cependant, tant que la guérison ne sera pas radicale, nous craindrons une rechute; aussi, nous engageons M.*** à persévérer encore pendant un ou deux mois, d'autant mieux que nous gagnons manifestement quelque chose chaque jour : M.*** se rend à nos conseils, au moment où nous écrivons ces lignes, le traitement continue.

OBSERVATION X.

M.*** fit, il y a quelques années, une chute sur le coude, le médecin appelé à lui donner des soins après l'accident, constata une fracture de la tête du radius. Un appareil fut appliqué et la consolidation suivit une marche régulière.

Depuis cette époque, il existe dans le coude, dans les muscles de la région interne de l'avant bras et se propageant dans le petit doigt et l'annuaire, une douleur souvent très violente. Le membre a perdu sa force première, au point que M.***, qui chasse beaucoup et surtout à cheval, est désolé de se voir forcé de renoncer à cet exercice. On peut constater au côté interne de l'articulation, lorsque l'avant-bras est fléchi sur le bras, la présence d'une esquille qui se déplace avec beaucoup de facilité : la flexion du membre est très limitée, ce qui empêche M. *** d'opérer les actes les plus habituels de la vie; ainsi, il ne peut ni se raser, ni mettre sa cravate.

Après quinze jours de traitement, toute douleur a disparu; trois semaines plus tard le membre a reconquis la liberté de ses mouvements : la flexion de l'avant bras sur le bras est aussi complète qu'on peut le désirer : M. *** quitte l'établissement après cinq semaines de traitement, enchanté de pouvoir se se livrer, sans contrainte, à ses exercices favoris.

M. *** chasse depuis quatre mois, la guérison s'est parfaitement maintenue.

Le malade dont nous allons nous occuper ne présente aucune affection bien localisée. La maladie dont il est atteint est décorée par les pathologistes du nom d'*état nerveux*, *de névropathie générale;* toutefois cet état morbide présente chez lui un dégré peu avancé.

OBSERVATION XI.

M. *** est d'un tempérament nerveux très développé : il accuse des souffrances qui n'ont aucun siége de prédilection. Tantôt, ce sont des bourdonnements d'oreille insupportables, tantôt une céphalalgie lancinante qui s'accompagne de battements dans les artères temporales; d'autrefois, ce sont des vertiges, des éblouissements. Chez lui, les digestions sont difficiles, l'intestin paresseux; la constitution générale est affaiblie, un exercice musculaire, un peu violent, amène la fatigue et détermine une transpiration assez abondante.

En dehors de l'affection dont nous n'avons esquissé que les principaux traits, existe une affection chronique dont nous allons dire quelques mots : M. *** fit dans sa jeunesse une chute de cheval sur le genou droit. Cette chute amena une arthrite traumatique qui, négligée d'abord, finit par déterminer des désordres graves dans l'articulation. Un traitement peu rationnel mis en usage aggrava le mal. Enfin, grâce aux soins éclairés de Marjollin, M.*** parvint à conserver le membre qu'il était en danger de perdre ; cependant il ne reconquit jamais la force et la souplesse qu'il avait autrefois : aujourd'hui même qu'on aperçoit encore autour de l'articulation la trace de nombreux moxas, stigmates indélébiles des souffrances passées, la jambe et la cuisse n'ont pas repris leur volume normal, et il existe assez souvent des douleurs plus ou moins vives dans la cavité articulaire : M.*** qui n'oublie pas ce qu'il a souffert, a pour son genou une foule de soins et d'attentions.

Un traitement hydrothérapique suivi pendant six semaines, a modifié complètement l'état nerveux. Aujourd'hui, M.*** jouit d'une excellente santé qui, du reste, est peinte sur sa figure : il a fait de longues marches et il a, d'après mes conseils, laissé à son genou une plus grande liberté en lui enlevant ses bandes de flanelle et sa peau de chat, et aucune douleur n'a été ressentie dans l'articulation.

L'état nerveux que nous venons de décrire s'observe souvent, mais à un degré plus avancé, avec des symptômes plus alarmants, chez les femmes qui présentent un engorgement ou un déplacement de la matrice. L'observation qui va suivre en est un exemple frappant. Dans ce cas l'affection générale n'est suivant nous, le plus ordinairement qu'un effet sympathique de l'affection locale, mais il s'en faut beaucoup qu'on puisse toujours assigner une cause à ces névropathies ; le plus souvent elle échappe à nos recherches, à nos investigations, de même que la maladie se dérobe à l'action des médicaments.

OBSERVATION XII.

Au mois d'avril 1856, M.*** vint me consulter pour sa femme, alors malade à Paris, à l'aide d'un interrogatoire méthodique, j'obtins de lui les renseignements suivants : jusqu'à l'époque de son mariage, qui remonte à huit ans environ, Mme.. a toujours eu une santé assez bonne : devenue enceinte, peu de temps après avoir été mariée, elle fut, pendant toute la durée de sa grossesse, fatiguée par des vomissements que rien ne put arrêter : l'accouchement fut laborieux mais se termina heureusement par la naissance d'une petite fille bien constituée : depuis lors Mme... a présenté les symptômes suivants dont la gravité a sans cesse augmenté.

Décoloration des muqueuses, palpitations, bruit de souffle dans les carotides, étourdissements, vertiges, syncopes. Du côté de l'appareil digestif, l'appétit est irrégulier. Il existe des douleurs gastralgiques, les digestions sont laborieuses, la constipation habituelle. Mme... est devenue très impressionnable, la moindre émotion morale donne lieu à des crises nerveuses auxquelles succède un abattement extrême. Depuis deux ans, à la suite d'un séjour prolongé dans un appartement humide, Mme... est prise d'une névralgie faciale et d'un coryza, affections qui alternent l'une avec l'autre; la névralgie cesse-t-elle, le coryza se montre aussitôt, celui-là disparaît-il, la névralgie revient,

Indépendamment des symptômes que nous venons de décrire, Mme... accuse des douleurs dans la région lombaire, dans les aînes, au périnée, il existe une leucorrhée abondante; la menstruation est irrégulière, d'habitude l'écoulement sanguin se montre pendant huit jours, et reparaît plusieurs fois par mois.

Depuis le début de cette affection complèxe, Mme... a successivement essayé et sans succès les toniques, les anti-spasmodiques sous toutes les formes, les préparations ferrugineuses, la valériane, l'éther, la digitale, l'exercice en plein air, &, &, tout a été mis en usage, et sans résultat satisfaisant.

Je crus pouvoir rattacher à une affection de l'utérus tous les accidents relatés plus haut. Je communiquai mon opinion à M... et je l'engageai à décider sa femme à subir un examen direct et complet. Deux médecins de la capitale constatèrent des granulations du col de la matrice et un déplacement considérable (antéversion). Des cautérisations eurent lieu à différentes reprises et un traitement hydrothérapique fut conseillé.

Le traitement a commencé le 7 juin; à la fin du premier mois, une amélioration très notable s'est déjà manifestée. L'appétit est régulier, les digestions sont bonnes, Mme... se sent plus forte : les troubles de l'appareil circulatoire sont rares ; la constipation a disparu ; la névralgie faciale et le coryza n'existent plus, les douleurs sympathiques dans les lombes, les aînes, l'hypogastre, sont beaucoup moindres.

Le traitement est continué pendant trois mois et demi ; Mme... quitte l'établissement dans l'état suivant : la leucorrhée a cessé, la menstruation est très régulière et beaucoup moins abondante; l'utérus a repris, a fort peu de chose près, sa position normale; toute douleur a complètement disparu : la santé générale est excellente, l'embonpoint a notablement augmenté.

Ainsi, trois mois et demi ont suffi pour obtenir une guérison radicale, sur laquelle, en raison de la gravité des symptômes, nous étions nous-même loin de compter aussi promptement.

Nous avons pu noter chez cette malade une petite complication que nous avions déjà observée plusieurs fois chez les personnes soumises à la médication par l'eau froide, c'est un embarras gastrique qui se montre d'ordinaire dans le courant du premier mois et qui disparaît par l'administration d'une meto-cathartique (*sulfate de soude et tartre stibié*) : Il nous a semblé que cet état saburral se manifestait lorsque la réaction se faisait difficilement et incomplètement. Dans ce cas, l'hydrothérapie au lieu de produire un effet excitant, semble exercer une action perturbatrice sous l'influence de laquelle l'embarras gastrique apparait.

Parmi les praticiens, les uns font dépendre les déplacements utérins de l'affaiblissement de la constitution résultant d'un état morbide général, tandis que pour les autres les troubles généraux ne sont que des effets sympathiques de la maladie locale. Chacune de ces opinions posée d'une manière absolue est, selon nous, trop exclusive : cependant, sans nier absolument qu'un affaiblissement général puisse amener un déplacement de l'utérus en déterminant le relachement de ses ligaments suspenseurs, nous croyons que ces déplacements sont bien plus souvent essentiels et la cause déterminante des accidents généraux.

Nous avons montré que l'hydrothérapie, en même temps qu'elle modifie très promptement l'état général, combat également d'une façon très avantageuse les déplacements de la matrice.

Le traitement a consisté en bains de siége à eau courante, accompagnés de douches ascendantes vaginales : après le bain de siége des douches générale en pluie, et locale en jet promenée sur les lombes, les aînes, l'hypogastre.

Lisfranc avait voulu bannir du traitement de la plupart des affections utérines les bains de siége froids, parceque, disait-il, ils congestionnent cet organe. C'est ce qui arriverait en effet si on abandonnait la malade à elle-même après le bain de sigée et si on n'avait pas soin de provoquer une réaction suffisante. Les douches en pluie et en jet, en raison de la force de projection avec laquelle elles viennent frapper la peau, ont pour effet de rappeler le sang de l'intérieur à l'extérieur, en excitant énergiquement la circulation capillaire et empechent ainsi que l'utérus ne soit congestionné.

OBSERVATION XIII.

Mme..., 39 ans, d'un tempéramment sanguin, d'une forte constitution, a toujours joui d'une bonne santé. A vingt ans, Madame devint enceinte et eut une grossesse heureuse. Il y a un an environ, cette malade fit une chute sur les tubérosités ischiatiques, à la suite de laquelle elle ressentit une vive douleur dans la région lombaire, dans les aînes, à l'hypogastre : en même temps elle reconnut l'existence d'une tumeur molle, facile à réduire, qui sortait d'environ six centimètres par la vulve. Dans la position horizontale, cette tumeur était maintenue réduite; mais dans la marche ou la position assise, elle faisait immédiatement saillie au dehors : dans les efforts pour aller à la garde-robe, la tumeur augmentait de volume.

Plusieurs modes de traitement ont été employés sans succès; injections de différente nature, repos dans la position horizontale, &, &, plusieurs pessaires de forme variée ont été successivement appliqués; mais leur emploi a constamment exaspéré les douleurs et déterminé une inflammation de la membrane muqueuse vaginale accompagnée d'un écoulement leucorrhéïque abondant.

Mme... vint réclamer nos soins le 7 septembre 1856, nous la trouvons dans l'état suivant : la santé générale est excellente, mais l'existence de Mme... est tourmentée par de vives douleurs qui s'irradient dans la région lombaire, les aînes, l'hypogastre, le périnée : à l'examen, on constate la présence d'une tumeur molle, allongée, faisant saillie en dehors d'environ six centimètres. Cette tumeur est facilement réduite; elle ne présente aucune trace d'inflammation ni d'excoriation à sa surface. L'utérus, quoique situé un peu bas, peut cependant être considéré comme occupant sa position normale; il n'est ni engorgé, ni enflammé; la nature de la tumeur dont nous venons de parler est facilement reconnue; elle est formée par la partie postérieure de la membrane muqueuse vaginale, c'est un prolapsus vaginal incomplet.

Mme... est soumise au traitement hydrothérapique, bains de siége à eau courante, douches périnéale et vaginale, suivies de douches générale en pluie, et mobile en jet promenée sur les lombes, les aînes, l'hypogastre. Ce traitement est continué pendant six semaines ; immédiatement après chaque douche, les douleurs sympathiques disparaissent pendant quelques heures. La leucorrhée a disparu ; le calibre du canal utéro-vaginal a notablement diminué. Il ne permet plus que l'introduction d'un très petit pessaire à air que Mme... s'applique lorsqu'elle est forcée de marcher. La tumeur est plus petite, mais elle existe encore : Mme..., forcée de quitter Angers par des circonstances indépendantes de sa volonté, abandonne à regret un traitement dont elle commence à éprouver les bons effets; elle nous assure qu'elle viendra le reprendre au printemps.

Personne n'a jamais mis en doute l'efficacité des douches froides dans le traitement de l'affection qui nous occupe : il y a longtemps, Lisfranc qui a si bien étudié les maladies des organes *genito-urinaires* chez la femme, écrivait les lignes suivantes : « Les douches » simples en arrosoir et presque froides appliquées » sur la vulve, sur le périnée, sur la partie supérieure » des cuisses et autour du bassin, sont un des moyens » les plus puissants pour combattre le prolapsus de la » muqueuse vaginale, lorsqu'il est chronique et in- » complet : Je l'ai employé dans un grand nombre de » circonstances, il a échoué rarement, je l'ai même vu » réussir quand la maladie était complète. » *Lisfranc. — Clin. chir., tom II. p. 506.)* Après une autorité si imposante, il nous paraît superflu de chercher à démontrer, pour le cas présent, l'efficacité du traitement hydrothérapique.

OBSERVATION XIV.

M.***, doué des plus éminentes qualités de l'esprit, d'une imagination ardente, d'une grande énergie morale, est atteint, depuis plusieurs années, d'une gastralgie : chez ce malade, point de cause locale à laquelle on puisse rapporter cette affection. Disons, en passant, qu'il est bien rare que ce soit dans l'estomac lui-même que réside la cause de la gastralgie : chez M.***, la maladie est le résultat des secousses que le système nerveux, déjà trop exalté, reçoit à chaque instant : chez lui, l'état nerveux domine pour ainsi dire toutes les fonctions, mais ces grandes déperditions de force nerveuse ont fini par jeter le trouble dans l'appareil digestif : les travaux de cabinet auxquels rien ne saurait le faire renoncer, les émotions morales intimement liées à l'exercice de sa profession, les efforts de voix prolongés nécessités par de longs débats judiciaires ; telles sont, chez notre malade, les causes qui ont déterminé la gastralgie.

Jusqu'ici, tous les traitements mis en usage n'ont produit aucun résultat satisfaisant. On devait s'y attendre, car on n'avait pas cherché à attaquer la cause du mal, l'état nerveux.

Quels sont les accidents morbides que présente ce malade? Une céphalalgie opiniâtre se déclare presque aussitôt que M*** s'est livré pendant quelque temps aux travaux de cabinet. Il existe des palpitations nerveuses. Après les repas, apparaît une pesanteur plutôt qu'une véritable douleur gastralgique. Les digestions sont lentes, laborieuses ; le malade est souvent tourmenté, même dans l'intervalle des repas, par un gonflement épigastrique qui disparaît, lors de l'expulsion par la bouche, d'une énorme quantité de gaz.

M.*** suit le traitement hydrothérapique pendant un mois : nous avons déjà parlé de l'effet direct des applications d'eau froide sur le système nerveux : ici nous comptions sur un succès complet ; nous avons, il est vrai, été entravé par les travaux de M.*** qu'il était impossible de lui faire suspendre : enfin, après un mois, nous avons pu constater, sinon une cure radicale, du moins un mieux sensible. M.*** se sent plus fort, plus dispos ; la céphalalgie est moins fréquente, les digestions plus faciles, l'appétit meilleur : forcé d'interrompre le traitement, M.*** doit nous revenir au printemps et nous ne doutons pas qu'un traitement de quelques mois n'ait complètement raison des accidents que nous avons signalés.

OBSERVATION XV.

Chez la malade, dont nous allons nous occuper, nous allons pouvoir constater un des plus beaux résultats qu'il nous ait été donné d'obtenir.

Mme..., d'un tempérament nerveux, a joui pendant sa jeunesse d'une santé habituellement bonne. Il y a quatorze ans environ, sous l'influence de tracas et de chagrins, elle fut atteinte d'accidents nerveux qui se portèrent principalement sur l'appareil digestif. Ainsi, Mme... éprouve des douleurs épigastriques violentes; l'estomac est souvent énormément distendu. Enfin, plusieurs fois par jour ont lieu des vomissements de matières blanchâtres, filantes, analogues à des blancs d'œufs. Plus tard surviennent des vomissements de matières alimentaires; une demi-heure après chaque repas, Mme... *sent qu'elle va vomir;* à différentes époques se sont montrés des accès de névralgie faciale qui ont persisté quelquefois pendant deux mois. Depuis ces dernières années, probablement sous l'influence des troubles digestifs, un urticaire s'est déclaré : sa durée moyenne a été de huit à dix jours; la santé générale est fort affaiblie. Mme.., qui a inutilement essayé toutes les ressources de la matière médicale, s'adresse à l'hydrothérapie; mais sans grand espoir de guérison.

État actuel. — Mme *** vient de réclamer nos soins le 9 juin 1856 : nous la trouvons dans l'état suivant:

L'aspect extérieur de Mme *** est celui d'une malade épuisée par une longue maladie chronique: la figure est très amaigrie, la peau jaunâtre: la région épigastrique examinée avec soin, ne présente aucune tumeur appréciable, elle n'est pas sensible à la pression, l'estomac est souvent douloureux, très distendu, chaque jour cinq ou six vomissements de matières glaireuses ou alimentaires: il existe ordinairement de la constipation.

Mme *** se plaint de palpitations violentes, déterminées par le plus léger exercice ou par la moindre émotion morale: il existe des éblouissements, des vertiges, des tintements d'oreilles, la malade accuse des douleurs dans la région lombaire, dans les aînes, au périnée: Mme *** présente un écoulement leucorrhéique abondant, enfin la menstruation est irrégulière; les règles apparaissent plusieurs fois par mois : un examen direct ne permet de constater aucune affection de l'utérus.

Six mois de traitement ont guéri radicalement une affection aussi grave et aussi ancienne, aujourd'hui; Mme *** possède un appétit qu'elle est obligée de modérer, les digestions sont excellentes, tous les accidents nerveux ont disparu, la menstruation est très régulière, la leuchorrée n'existe plus, l'embonpoint est très satisfaisant; Mme *** nous assure qu'elle a engraissée de *vingt livres*; elle quitte l'établissement dans un état de santé qu'elle ne connaissait plus depuis de longues années.

Pendant la durée du traitement, nous avons pu noter différentes modifications que nous allons relater ici.

La névralgie faciale qui existait les années précédentes, s'est de nouveau montrée, mais sous l'influence du traitement, sa durée n'a été que de cinq jours au lieu de deux mois.

L'urticaire s'est également reproduit et nous a forcé de modifier le *modus faciendi:* au lieu de douches générales dont nous redoutions l'effet excitant, nous avons eu recours aux immersions dans l'eau froide; la durée de cet exanthème a été de deux jours.

Enfin, nous avons observé que les vomissements n'ont cédé qu'à l'emploi de la douche en cercles ou bain de poussière ; on comprendra sans peine la puissance de cette douche, lorsqu'on saura que toute la surface cutanée du malade est frappée en même temps par une quantité de petits jets dont le nombre est d'environ sept mille. Plusieurs fois nous avons voulu en suspendre l'emploi, alors les vomissements reparaissaient, la douche en cercles était-elle de nouveau administrée les vomissements étaient calmés. Inutile de dire qu'il serait impossible de faire usage de cette douche au début du traitement; elle ne serait pas supportée, et son emploi pourrait même déterminer des accidents.

OBSERVATION XVI.

M. ***, 32 ans, d'une bonne constitution : à la suite de travaux de cabinet où il fallait une grande contention d'esprit, ce malade fut pris d'une céphalalgie opiniâtre, ayant son siége dans la région frontale au-dessus des sourcils ; cette céphalalgie qui est continue, donne lieu à une douleur sourde, gravative, le visage présente une pâleur remarquable, les digestions sont lentes, il existe de la constipation ; le sommeil est lourd, profond, le malade est abattu, l'humeur triste, M.*** reste indifférent à ce qui se passe autour de lui.

On a essayé contre cette affection, les purgatifs, les antispasmodiques, les révulsifs, un vésicatoire fut appliqué à la nuque et entretenu pendant un mois : les résultats ont été absolument nuls.

Nous prescrivons à ce malade en même temps que l'hydrothérapie, le repos absolu de l'intelligence et l'exercice en plein air.

Le traitement qui a consisté en douches froides générales et locales a été suivi pendant un mois, au bout de ce temps, les digestions sont bonnes, le teint est plus vif, la figure plus animée; pendant les deux premières heures qui suivent les douches, la céphalalgie n'existe pas, mais peu à peu elle reparaît. M. *** qui n'avait qu'un congé d'un mois, est forcé de quitter Angers pour aller reprendre ses travaux.

Un traitement plus longtemps continué eût-il amené une guérison? Nous n'en doutons nullement. Du reste, nous pensons que l'exercice et le repos d'esprit suffiraient pour guérir ce malade : quant aux douches froides, par leur action tonique, par l'excitation qu'elles donnent à la circulation capillaire générale, par l'effet direct qu'elles exercent sur le système nerveux dont elles régularisent l'action, nul doute qu'elles n'eussent fait disparaître cette cépalalgie qui, selon nous, n'était que le résultat d'une surexcitation nerveuse produite par des travaux intellectuels excessifs.

OBSERVATION XVII.

Mme ** présente un état chlorotique peu avancé. Pâleur du visage, décoloration des muqueuses, quelques palpitations nerveuses, inapétence, dégoût pour les aliments, faiblesse musculaire :

Un mois de traitement hydrothérapique a complètement fait disparaître ces accidents; le visage est plus coloré, la force est revenue, les palpitations n'éxistent plus, l'appétit est excellent : Mme *** quitte l'établissement dans un état de santé qu ne laisse rien à désirer.

OBSERVATION XVIII.

M. ** est atteint d'une névralgie sciatique du côté droit qui s'est manifestée à différentes reprises, à plusieurs annés d'intervalle: Après avoir essayé plusieurs médications, les unes rationnelles, les autres purement empiriques; M. ** s'adresse à l'hydrothérapie :

Après trois jours d'essai M. ** ne trouvant aucune amélioration suspend le traitement.

Nous avons souvent vu des névralgiess ciatiques ou autres. traitées par l'hydrothérapie, et nous avons toujours vu la guèrison se produire à la suite d'un traitement suffisamment prolongé : nous devons dire, cependant, que nous avous observé quelquefois, que lors des premières applications hydrothérapiques, les douleurs étaient exaspérées; mais bientôt l'amélioration arrivait, pius enfin la cure radicale.

OBSERVATION XIX.

M. ** est atteint d'hypochondrie idiopathique Ce malade a depuis de longues années épuisé le répertoire pharmaceutique; une foule de médications rationnelles ont été essayées, M. ** s'est ensuite adressé à des charlatans, le tout sans succès; revenu à la médecine consciencieuse, M. ** nous est adressé par un de nos confrères qui lui conseille l'hydrothérapie.

La manière animée dont ce malade dépeint ses souffrances, les expressions énergiques dont il se sert pour rendre ce qu'il éprouve nous portent à penser que nous avons affaire à un hypochondriaque: Après avoir écouté avec complaisance le long récit de ses *tortures*, nous l'examinons attentivement afin de savoir si cette affection est idiopathique ou symptômatique d'une lésion vicérale.

L'examen nous démontre que c'est une hypochondrie idiopathique que nous avons à traiter : Nous ne décrirons pas ici tous les symptômes qu'accuse ce malade, nous dirons seulement que la guérison nous semble très problématique. Nous faisons part à notre confrère de nos craintes d'insuccès : Malgré nos réserves le traitement est conseillé et suivi pendant deux mois : Au bout de ce temps, aucune modification appréciable ne s'étant manifestée, nous conseillons au malade de renoncer à l'hydrothérapie.

Notre but, en appliquant l'hydrothérapie dans le cas qui nous occupe, était de mettre en pratique le conseil de Cullen qui a si bien décrit cette triste affection. « La cure de l'hypochondrie, dit cet auteur, consiste particulièrement à rompre l'attention du malade ou à la porter sur d'autres objets que ceux qui l'occupent. »

OBSERVATION XX.

M. ** d'un tempéramment nerveux, a vu se développer, sous l'influence d'une vie sédentaire et de travaux intellectuels prolongés, des accidents qui consistent surtout dans des convulsions cloniques ayant spécialement leur siége dans les membres.

Cette névrose du mouvement est due, suivant nous, à une surexcitation nerveuse générale : En même temps, il existe de la céphalalgie, les digestions sont lentes, difficiles, l'appétit est diminué. M. ** est atteint d'une constipation opiniâtre.

M ** quitte l'établissement après un mois de traitement, dans un état de santé qui ne laisse que peu de chose à désirer. Les digestions sont bonnes, il n'existe plus ni céphalalgie ni constipation : quelquefois encore, mais à des intervalles fort éloignés, M. ** éprouve quelques soubresauts qui résultent de la contraction involontaire des muscles.

L'exercice en plein air et les douches froides sont, dans le cas actuel, les deux meilleurs anti-spasmodiques auxquels on puisse avoir recours. Leurs bons effets étaient du reste déjà connus des anciens : *(Galien de Sanitate)* recommande l'action brusque de l'eau froide : il veut que le malade qui sort d'un bain chaud soit frictionné et placé rapidement dans un bain froid dont la température ne soit pas tout à fait glaciale.

OBSERVATION XXI.

Mme ** d'un tempérament lymphatique, d'une grande inertie musculaire, a eu deux grossesses. Dans la dernière, l'accouchement à été très rapide et il s'est manifesté peu de temps après des douleurs qui occupent les lombes, les aines, l'hypogastre, le périnée : la marche trop longtemps prolongée, la position assise exaspèrent les douleurs, à l'hypogastre et aux aînes, surtout du côté droit. Mme ** éprouve une sensation de chaleur fort incommode. Point de dérangement dans la menstruation si ce n'est l'écoulement exagéré des règles. Dans l'intervalle des époques menstruelles ; Mme ** a remarqué, à différentes reprises l'écoulement d'un liquide roussâtre, d'une odeur insupportable.

Différents traitements mis en usage n'ont amené aucun résultat satisfaisant.

Mme ** vient réclamer nos soins, nous la trouvons dans l'état suivant : Mme ** souffre depuis huit mois, à l'examen nous remarquons que l'utérus est légèrement incliné à droite, il est le siége d'une congestion chronique *hémorrhagique*, qui a déterminé un engorgement peu prononcé du col : Le col lisse, sans bosselures, semble un peu augmenté de volume ; il ne présente ni granulations, ni ulcérations. Nous n'observons rien d'appréciable du côté des ovaires. Mme ** a cru remarquer à différentes reprises dans la fosse iliaque droite la présence d'une tumeur qui disparaissait par la pression : nous n'avons rien pu constater de semblable. La malade accuse de la chaleur dans la cavité vaginale, dans les aînes surtout à droite : elle éprouve des douleurs s[illegible]des dans les lombes, les aînes, l'hypogastre : elle a la sensation d'un corps étranger qui viendrait peser contre le périnée : elle éprouve de la fatigue dansles membres inférieurs.

Le traitement hydrothérapique est suivi pendant trois mois : il y a eu à différentes reprises une amélioration notable, mais qui ne s'est pas maintenue : Plusieurs fois, sans cause appréciable, Mme ** éprouve dans l'intervalle des règles des douleurs plus vives, des tranchées suivies bientôt de l'écoulement d'un liquide sanguinolent, qui dure vingt quatre heures environ : Mme ** suspend le traitement.

A quoi faut-il rattacher cet écoulement sanguinolent ? est-il le résultat d'une congestion hémorrhagique qui revient à différentes époques ? Dépend-il de l'existence d'une tumeur intra-utérine (tumeur fibreuse ou polype) qui tend à être expulsée ? Nous n'osons pas nous prononcer. Ce qu'il y a de certain pour nous, c'est qu'il nous est difficile d'expliquer par l'état actuel de l'utérus qui a repris sa position normale, la persistance des douleurs :

Tel est le cadre nosographique qu'il nous a été donné de remplir ; tels sont les résultats exacts que nous avons obtenus. Bien que l'hydrothérapie ne soit pas une panacée universelle, il existe cependant bon nombre d'affections qui ne se sont pas encore présentées à notre observation depuis la fondation de l'établissement; affections contre lesquelles la médication, par l'eau froide, est d'un grand secours : telles sont, par exemple : les fièvres intermittentes rebelles, certaines hydropysies, les congestions chroniques de la rate et du foie, les pertes séminales involontaires, les cachexies, etc.

Que l'on ne croie pas, cependant, que nous fassions de l'hydrothérapie une médication exclusive; chaque jour nous cherchons à favoriser son action par l'exercice en plein air, par l'hygiène, par le régime; souvent aussi, alors que nous croyons qu'ils peuvent être utiles, nous lui associons les purgatifs, les saignées, les toniques, etc., etc.

Un certain nombre de malades, autres que ceux dont nous avons parlé, se sont présentés à l'établissement. Nous n'avons pas cru devoir les y admettre, car nous ne pensions pas que les affections dont ils étaient atteints, pussent être heureusement modifiées par l'hydrothérapie; telles sont, par exemple, des dermatoses anciennes, des tumeurs blanches ayant amené l'ankylose, des paralysies, l'épilepsie, la folie, etc.

En agissant ainsi, en conservant à l'hydrothérapie son caractère scientifique, en la dégageant des entraves de l'ignorance, du charlatanisme et de l'industrialisme; nous espérons mériter l'accueil bienveillant qu'ont bien voulu nous faire la plupart de nos confrères et de nos concitoyens que nous prions de vouloir bien recevoir l'expression sincère de notre reconnaissance.

Mes remerciements s'adressent particulièrement à MM. les docteurs Castonnet, Daviers, Farge, Guépin, Guichard, Lachèse, Logerais, Laroche, Mabille, Michelin, Négrier, Bouchard, de Bécon; Hacque, de Mazé; de la Tourette, de Rochefort; Lheureux, de Chanzeaux.

www.ingramcontent.com/pod-product-compliance
Ingram Content Group UK Ltd.
Pitfield, Milton Keynes, MK11 3LW, UK
UKHW012120240726
13965UKWH00005B/1865

9 782013 039710